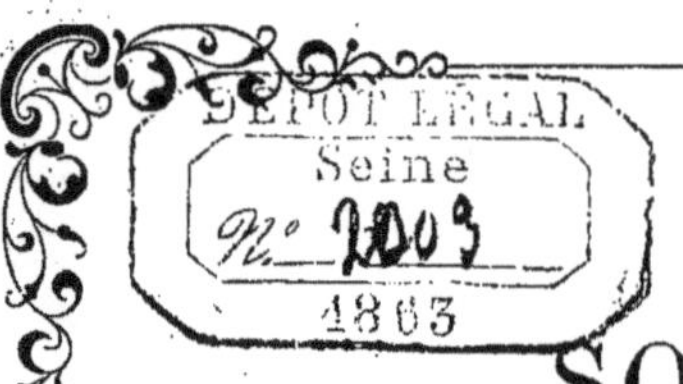

SOLUTION

DU

PROBLÈME ALCHIMIQUE

——◇——

MÉDECINE UNIVERSELLE

ET

PIERRE PHILOSOPHALE

——◇——

PARIS

GERMER-BAILLIÈRE, ÉDITEUR
RUE DE L'ÉCOLE-DE-MÉDECINE, 17
—
1863

SOLUTION

DU

PROBLÈME ALCHIMIQUE.

A MESSIEURS LES MEMBRES

DE TOUTES LES SOCIÉTÉS SAVANTES.

MESSIEURS,

Pourquoi, me suis-je demandé, ne communiquerais-je point aujourd'hui à tous les hommes studieux qui, sans prévention, sans parti pris, recherchent la vérité par l'étude, ce qu'il m'a été possible d'en voir par la même voie?

Si, depuis treize ans, j'ai cru devoir, en France et à l'étranger, assurer contre toute éventualité personnelle, politique, sociale, la divulgation, pour l'avenir, du secret alchimique, en faisant, à plusieurs personnalités, les confessions intimes de mes déceptions, de mes espérances et des découvertes de mes recherches, — pourquoi, aujourd'hui, les fruits de cette si riche partie de ma vie, souffrances et joies, ne seraient-ils pas portés sur cette table de la communion universelle, la publicité donnée aux silencieux et secrets travaux de l'homme cherchant la vérité?

Pourquoi, si, par cette voie, je peux contribuer à quelque chose de plus de durée, ne le ferais-je pas? Les animalcules microscopiques n'ont-ils pas contribué aussi à former la croûte terrestre?

Et les intelligences supérieures ne sauront-elles pas rendre intacts les produits des intelligences inférieures tout comme l'infusoire plus gros sait rejeter intact, après absorption faite, l'infusoire plus petit?

A vous donc aussi, messieurs, la communication des deux lettres que je pensais n'adresser, en principe, qu'à une haute célébrité scientifique.

DEUXIÈME LETTRE.

Monsieur,

Négligeant, pour abréger, tout ce qui, purement d'ordre moral et philosophique, se rattacherait au sujet de cette lettre, j'ai cru indispensable, vu ma précédente [1], de vous communiquer quelques nouvelles considérations dont les faits seront reconnus, par vous, aussi précis qu'historiques.

Vous savez, monsieur : 1° que la médecine universelle et la poudre transmutatoire sont les deux résultats promis à la solution du problème alchimique ; 2° que ces deux résultats sont affirmés depuis les temps les plus reculés, dans toutes les langues des civilisations qui se sont succédé jusqu'à nous ; ensemble de confirmations constituant ce qu'on appelle la tradition ; 3° que cette tradition, restée secrète, ne s'est transmise dans les premiers âges que voilée sous le cérémonial symbolique, religieux ou politique, et n'a été enseignée que sous des voiles figuratifs, jusqu'à ce que, continuant, enfin, à se dévoiler d'âges en âges, elle arrive à nous sous les formes variées d'opérations chimiques.

Devant cette grande affirmation donnée à des époques différentes, et même simultanément, alors qu'il n'y avait aucune communication établie entre les auteurs ; il m'a, je l'avoue, été difficile d'admettre que cette tradition, descendue déjà aux premiers temps historiques, aurait pu traverser, *intacte en son unité*, toutes les transformations des sociétés humaines jusqu'à nos jours, pour aboutir à n'être qu'une rêverie ! ! ! — quand surtout on voit que ceux qui la transmettent sont les organisateurs et fondateurs de ces puissants gouvernements théocratiques, comme dans la suite ils en deviennent les réformateurs

---

1. Cette première lettre, ne traitant la question qu'au point de vue pratique et selon la théorie moderne, sera rappelée lorsque je résumerai l'historique des opérations faites à chacun des âges de l'alchimie.

religieux ou politiques, ou restent toujours les célébrités scientifiques de leur temps respectif.

Est-il bon maintenant d'ajouter que les détails des opérations, décrits si minutieusement, obligent l'esprit d'y reconnaître l'expérience acquise de la chose faite et vue?...

A ces considérations, j'ajouterai deux remarques sur lesquelles j'ai l'honneur d'appeler votre attention.

1° C'est qu'au total de la question, vous reconnaîtrez que les deux résultats promis à la solution du problème n'ont pas toujours été connus. En effet, ce n'est que bien plus tard que la tradition fait mention de la poudre transmutatoire, autrement dite *pierre philosophale*, pour la distinguer du premier résultat, la médecine universelle.

2° La seconde, due aux résultats de mes expériences, ce qui me la fait remarquer, est passée jusqu'ici inaperçue, et est très-importante, la voici :

On s'assure, en suivant *chronologiquement* l'histoire de l'alchimie GÉOGRAPHIQUEMENT que : *la tradition sortie de contrées à volcans, voit d'autant plus diminuer les auteurs qui nous la transmettent qu'ils s'éloignent de l'équateur.*

Cette double coïncidence de faits précis et historiques, SIMULTANÉMENT COMPLÉMENTAIRES et CONFIRMATIFS offre un secours puissant pour lever les difficultés demeurées inexpliquées et contradictoires jusqu'à présent.

Mais il faut terminer cette lettre, trop longue déjà, et pourtant si courte! en disant qu'avec la géognosie, il est possible de résoudre les difficultés présentées contre la solution du problème alchimique, c'est ce sujet que je me proposais de vous communiquer. Cette solution pourrait devenir très-importante, par exemple, pour faciliter l'explication de l'immense quantité des organismes qui ont formé certaines parties de la croûte terrestre, puisque leurs dépouilles, ce dont ces parties terrestres sont constituées, sont reconnues bases métalliques; et, parce que leurs grandes masses semblent répondre aux énormes quantités des vapeurs minérales, des acides métalliques projetés dans l'espace par les éruptions de l'époque plutonienne.

Or, puisque ces vapeurs minérales, ces acides métalliques précédèrent et demeurèrent congénères, en quelque sorte, adéquates à la formation et à l'existence du polype, du mollusque, etc., *ces commencements de vitalité organique*, je crois que l'alchimie n'étant que l'art de vaporiser les métaux, de facturer les acides métalliques, devrait, à ce titre encore, être prise en sérieuse attention, car il n'est pas impossible que cette solution ne vienne un jour aider à éclairer la question de la vie organique, aussi bien que la gigantesque forme de ces animaux et de ces plantes des temps antédiluviens.

J'ai cru, monsieur, devoir vous communiquer ces considérations pour établissant, selon moi, que chercher la solution alchimique n'est pas une folie, vous prouver qu'en vous priant de prendre ma proposition en considération, je suis resté avec conviction dans les sentiments que ma vénération porte à votre profond savoir et consacre religieusement à votre personne.

J'ai l'honneur d'être votre serviteur.

TROISIÈME LETTRE.

Monsieur,

Attaquant la question corps à corps, au total des deux résultats alchimiques, sont-ils réellement possibles, ou ne sont-ils qu'un appât imaginé pour obliger indirectement l'homme à rechercher, 1º dans les produits de la nature des remèdes à ses souffrances ; 2º dans les propriétés des corps des éléments de bien-être, des sources d'industrie, de commerce, de richesses ?...

On pourrait déjà objecter que les explications variées et d'usages différents que les auteurs assignent aux découvertes qu'ils font en cherchant les deux résultats excluent l'idée d'une unité idéale ; mais ce ne serait peut-être pas une objection assez suffisante ; aussi est-ce de l'ensemble des difficultés opposées et qui restent à résoudre que s'anéantira cette conjecture.

Quant à la spécieuse allégation que : la science moderne et l'habileté de ces savants opérateurs n'ayant pu résoudre le problème, prouve qu'il n'est pas ; ce n'est qu'un véritable roulement de mots ; un pur bruit phraséologique, car les véritables difficultés sont :

1º La multiplicité des matières premières employées et qui, vues en masse, dans leur total ensemble ont amené (chez les vrais auteurs) la solution des deux résultats, malgré leur différence, différence qui n'est, il est vrai, qu'apparente, ainsi qu'il sera vu.

2º La multiplicité des opérations qui, considérées synoptiquement, produisent cette solution, malgré les différences, les oppositions mêmes qui se révèlent à l'observateur.

3º La multiplicité des appareils qui, examinés et réfléchis dans leur ensemble, prouve un fait incontestable, savoir : qu'il était de toute impossibilité aux auteurs des anciennes traditions d'avoir ces appareils, puisque les outils pour les faire n'ont été connus que bien longtemps après.

4° L'impossibilité à l'analyse chimique, de nos jours si exacte, de reconnaître, dans les sources indiquées par les auteurs alchimistes, les produits qu'ils affirment y être contenus, puisqu'ils enseignent à les en extraire.

Cette quatrième difficulté est évidemment la plus grave; aussi est-ce par elle que je crois devoir commencer pour lever le voile qui, en la résolvant, fera tomber les autres par voie de conséquence naturelle et logique. En effet :

Vous savez comme moi, monsieur, que l'eau d'orage, les eaux des équinoxes, la rosée surtout, de même qu'un certain sel doux (*natrum*) qui, selon ces anciens auteurs, ne se trouvait déjà plus que dans le sud de l'Égypte et en Abyssinie, genres et espèces de sels qu'il fallait aller chercher sur les rochers ou sur les terrains secs avant le lever du soleil, parce qu'il se vaporisait sous l'influence de ses premiers rayons; semblable en ceci à cette espèce de plante *flos cœli*, *nostoch*, qui s'y dessèche et qui, de nos jours, au lieu d'absorber des vapeurs minérales, ne s'imbibe plus que d'eau en majeure partie; sont, avec cette substance mucilagineuse appelée *ghur*, dans les premières traditions alchimiques, autant de sources naturelles d'où l'on doit extraire la matière qui, subtilisée et fixée, doit donner la médecine universelle. Or, si de notre époque et dans nos climats, la chimie a incontestablement prouvé par l'analyse que ces diverses sources naturelles ne contenaient qu'une très-petite quantité d'éléments minéraux et métalliques, d'ailleurs sans puissance de produire les résultats affirmés par la tradition, elle a dit vrai. Mais l'antique tradition aussi a dit vrai, et voici pourquoi :

1° En voyant que cette tradition sort des contrées à volcans et que les auteurs diminuent d'autant plus qu'ils s'éloignent de l'équateur, et qu'à ce fait on ajoute celui : Qu'à l'équateur est le maximum de la force centrifuge de la terre, on comprendra que dans les contrées qui l'avoisinent, il y ait une plus grande projection à sa surface et dans son atmosphère des gaz minéraux et métalliques; donc, une présence de produits y relatifs.

2° Et si, considérant la si haute antiquité de la tradition alchimique, l'on se reporte seulement aux derniers restes des temps dits volcaniques, on concevra sans peine que les diverses sources naturelles citées aient pu être effectivement enrichies des produits minéraux et métalliques lancés encore en quantités énormes dans l'atmosphère par les éruptions des volcans alors non éteints.

3° Et si on refusait l'explication précédente, il resterait encore à citer, comme en étant les derniers restes, les sources naturelles de nos eaux minérales, de nos eaux thermales qui rendent la santé et rappellent à la vie tant de malades chaque année. Puis, j'ajouterai encore qu'il est possible avec un fourneau, une cornue et un récipient de produire artificiellement ce que la nature produisait.

Or, ce point établi, toutes les autres difficultés vont tomber.

En effet, comme vous le savez, monsieur, de la simple digestion et de la simple distillation, seules opérations décrites dans les premières traditions, — on voit, dans l'âge suivant, décrite la facture des aimants et des *attraments*, pour attirer les gaz minéraux et les acides métalliques encore répandus dans l'atmosphère; — puis à ces attraments succède, je dirai le troisième âge de l'Alchimie, donnant pour instruction de volatiliser les sels naturellement répandus sur le globe; facture des esprits et des huiles qui occasionne comme conséquence la facture de nos acides, lesquels à leur tour déterminent la possibilité de ces longues, pénibles et coûteuses opérations sur les métaux; ces dernières opérations constituent le quatrième âge de la tradition.

Ce qui va donner l'explication de cette marche historique du simple devenant complexe comme une nouvelle contre-preuve, c'est (premier fait) que les traditions sorties des contrées à volcans qui avoisinent l'équateur, ne parlent que (deuxième fait) de la médecine universelle; c'est en langue sanscrite *l'amrita*, breuvage d'immortalité, c'est l'eau céleste, le nectar des dieux, etc., etc., des autres langues; — la pierre philosophale proprement dite n'apparaissant que bien plus tard; sans doute alors qu'elle fut trouvée, grâce aux innombrables expériences que la curiosité humaine dut faire dans la suite des siècles de l'application de la médecine universelle sur tous les corps.

De ce double fait, dis-je, rapproché de la simplicité primitive des opérations se joignant à cet autre fait, les facilités d'avoir, en ces temps reculés, les matières premières, il semble résulter irrévocablement que :

1° En principe, l'homme a été amené par deux causes occasionnelles, la faim ou la soif, à ce qu'on appelle aujourd'hui la science hermétique, l'alchimie. Cette science ne fut pour lui que la connaissance acquise des propriétés de plusieurs substances dans lesquelles il puisait énergie, vigueur, santé et prolongation de son existence.

2° Que ces substances ont été généralement répandues sur les parties du globe avoisinant l'équateur, principalement sur les montagnes, dans les contrées à volcans, et sur les bords des fleuves; ces localités géographiques conservées dans la tradition historique comme lieux sacrés, lieux de pèlerinage, se trouvent donc encore ici conformes avec la tradition alchimique; comme ils restent encore conformes avec les faits de l'histoire géognostique de notre globe.

Cette conclusion va maintenant expliquer tout naturellement pourquoi on voit dans la tradition alchimique les modes primitivement simples se compliquer jusqu'aux travaux sur les métaux. Les faits géognostiques venant ici encore lui donner une nouvelle confirmation, savoir que :

3° L'homme ne trouvant plus sur la terre ces substances, les a cherchées dans l'atmosphère ; puis, ne les trouvant plus en suffisante quantité ni suffisante énergie, il les a cherchées dans les sels, dans les minéraux, et enfin jusque dans les métaux : et des opérations faites sur ces derniers jusqu'au moyen âge, époque tout à fait relativement moderne, est sortie la chimie. Aussi, est-ce ce qui explique sa manière d'être tout analytique.

Je conclus :

L'ensemble si complexe mais si connexe qui vient relier ce qui paraissait si contradictoire, en expliquant ce qui paraissait inexplicable, prouvant de plus qu'*il était impossible que les faits fussent autrement qu'ils sont apparus*, est

LA SOLUTION HISTORIQUE DU PROBLÈME ALCHIMIQUE.

Maintenant, le fait CARACTÉRISTIQUE et ESSENTIEL de l'étude qui vient d'être faite pour démontrer la possibilité d'une médecine universelle, est de voir : *les vapeurs minérales et métalliques*, RECONNUES PAR LA SCIENCE MODERNE, *avoir précédé et être demeurées congénères et adéquates à ces vastes masses rudimentaires de la vie organique, des terrains calcaires polypiers, des mollusques, des crustacées*, se poursuivre dans les charpentes du règne végétal aussi bien que dans l'ostéologie, pour montrer, encore de nos jours, leurs forces *vitalisatrices* jusque dans nos eaux minérales et thermales *virtualisant* nos organisations débilitées.

Pourquoi donc, devant cette immense et majestueuse affirmation de la nature, l'homme sage ne chercherait-il pas à extraire ces vapeurs métalliques qui apparaissent être une *des conditions* SINE QUA NON *de la vie organique?* Et si les alchimistes ont affirmé les avoir réduites sous formes liquides appelées, par eux, vinaigre de montagne, esprit mercuriel, esprit-de-vin philosophique, mercure des sages, etc., etc., comme sous la forme solide d'une poudre brillante, blanche ou rouge, appelée médecine universelle, pourquoi voudrait-on croire que ces hommes célèbres auraient été des menteurs, des imposteurs, des démons? Oh! grandioses ombres! mes douleurs passées sont trop petites pour la joie que j'éprouve de vous rendre justice!

Recevez, monsieur, etc.

A MESSIEURS LES MEMBRES

DE TOUTES LES SOCIÉTÉS SAVANTES.

Messieurs,

Si, par ce qui précède, j'ai prouvé que la recherche de la solution alchimique n'est pas une folie, je m'empresserai d'ajouter qu'elle pourra le devenir chez l'individu qui, l'entreprenant, se persuadera devoir certainement y réussir.

En effet, ces expériences sont assez nombreuses et demandent beaucoup de temps. Le calcul fait du temps exigé rigoureusement pour l'ensemble des manipulations indiquées n'accuse pas moins de trois années pour arriver à facturer d'abord la médecine universelle et l'amener ensuite à l'état de poudre transmutatoire fermentée et multipliée.

En conséquence, les personnes qui aspireraient à cette double fin devraient-elles s'attendre à y consacrer un temps plus long.

Aussi est-ce cette longueur de temps, entraînant avec soi les dépenses qui y sont relatives, qui fait et rend cette recherche, sinon folle pour un seul individu, toujours téméraire, hasardée, inconséquente, s'il ne jouit pas d'une fortune assez grande pour lui permettre de n'y dépenser seulement qu'une partie de ses rentes.

Si je formule aussi nettement ce conseil, c'est par charité, parce que l'expérience m'en a fourni le triste motif; et j'avoue qu'il n'a pas moins fallu que la double coïncidence de mon jeune âge alors (19 ans) avec la possession de dix-huit volumes in-quarto manuscrits

de 1700, résumant les théories et donnant avec un minutieux extrêmement remarquable les détails pratiques des procédés de tous les
principaux alchimistes, pour m'expliquer, depuis, comment j'ai pu y
consacrer, avec une fortune, toute une jeunesse, par des années d'un
travail persévérant, opiniâtre, extrêmement pénible et fatiguant, autant pour le corps que pour l'esprit.

Mais l'ordre providentiel PAR DES FAITS CONDUIT LES INDIVIDUS,
et LES CONSÉQUENCES DE CES FAITS DÉTERMINENT LEUR DESTI-
NÉE RESPECTIVE.

Du reste, je ne crois pas avoir le droit de me plaindre, puisque tant
d'efforts dépensés servent aujourd'hui à montrer la solution du problème alchimique, solution apportée par la vérité même de ses pro-
pres faits historiques.

Il resterait, messieurs, je le sais, à faire voir actuellement cette solution en ses raisons chimiques dans une analyse qu'on peut rendre
encore plus courte que notre résumé historique. Ce travail est fait, et
il y a longtemps, déjà, qu'en examinant et en comparant les opérations et les matières employées par chacun des quatre âges de l'alchimie, il m'a été possible d'en déduire les raisons chimiques d'une
part comme les raisons physiques de l'autre, selon le point de vue
des théories scientifiques modernes.

Mais donner une publicité à un tel résumé pratique, à un exposé
aussi explicite, serait-il sage, prudent?

Vous répondrez, vous-mêmes, messieurs, après m'avoir entendu ou
après avoir lu la publication qui probablement va suivre celle-ci.

L'objet alchimique, vu comme je le considère, seulement *sous le
seul et unique point de vue* D'AGENT VIRTUALISANT, D'AGENT ANI-
MATEUR, mérite qu'on travaille à la recherche de sa possession. C'est
pourquoi, messieurs, j'ai pensé vous inviter à former une Société pro-
tectrice de cette recherche.

En effet, les inconvénients que j'ai signalés, pour cette entreprise
faite par des individualités isolées, cesseraient d'exister sous l'égide
d'une Société ; et, son étude pratique étant assise sur la puissance d'un
prince, d'une haute personnalité ou sur une force collective, ne pourrait jamais devenir nuisible à personne. Elle profiterait toujours à la
science, ne serait-ce même que par les erreurs ou les fautes que
pourraient commettre même les plus habiles opérateurs y attachés.

Vous proposer, messieurs, une mise à exécution pratique du problème alchimique est une chose sérieuse. Aussi, ai-je dû, avant de

vous adresser cette proposition, me mettre en mesure de pouvoir vous en présenter la possibilité par de premières preuves matérielles, et c'est ce que j'ai fait.

Ces premières preuves, quoique faibles encore, par le défaut de temps qu'il faudrait leur consacrer, sont cependant déjà suffisantes. Elles sont d'ailleurs tout ce que mes ressources me permettent, comme nouveaux sacrifices faits pour confirmer la vérité de la tradition alchimique; c'était le but que je voulais atteindre en attendant.

A vous, messieurs, de voir s'il vous convient d'en poursuivre les suites. J'offrirai à votre Société les données de mes manuscrits, et, au besoin, à vos opérateurs, les conseils de mon expérience acquise.

Recevez, messieurs, mes civilités les plus empressées.

VICTOR.

P. S. M. GERMER-BAILLIÈRE, libraire-éditeur, veut bien m'obliger de recevoir vos adhésions envoyées *franco;* j'adresserai aux expéditeurs acte de réception.

LA MÉDECINE UNIVERSELLE.

TABLE DES MATIÈRES.

Ses puissances physiologiques sur le règne végétal et sur le règne animal; les merveilles que la tradition en rapporte.

Ses effets sur le psychologisme, ses bienfaits et ses dangers.

DEUXIÈME PARTIE.
ÉTUDE HISTORIQUE CONFIRMATIVE.

1° Preuves fournies en faveur de sa réalité par l'institution théocratique; — explication de l'antique nécessité des termes de BÉNÉDICTION, ÉLECTION, MALÉDICTION, *initiateur, initié, profane;*

2° Par la tradition du symbolisme, de la mythologie et celles dites sacrées dans les religions des grandes civilisations;

3° Par leurs anciens établissements ortophréniques, dans lesquels on expérimentait et poursuivait les recherches du *vitalisme* et du *virtualisme* des germes psychologiques et des forces phrénologiques; — initiation aux mystères du magisme et de la kabale; — collége d'où sortirent messis, prophètes, mages, sages, philosophes;

4° Par l'explication de ces expressions religieuses : purification, ablution, onction, baptême; — communion, rédemption, sanctification, déification;

5° Par les faits du surnaturalisme relatif accompagnant les décadences des religions; décadences des religions si parallèles aux décadences de l'alchimie qu'il en sort notre

CONCLUSION.

Valeurs qui restent à tirer sur les anciens pouvoirs temporels et spirituels des religions.

Paris. — Imprimerie de Ch. Lahure et Cⁱᵉ, rue de Fleurus, 9.